DISSERTATION

SUR

L'ÉPIDÉMIE DE Sᵀ-NAZAIRE

ET SUR

LA DISCUSSION

DONT ELLE A ÉTÉ L'OBJET

AU SEIN DE L'ACADÉMIE DE MÉDECINE

MOYEN DE PRÉVENIR

L'INFECTION MIASMATIQUE

DES NAVIRES

PAR M. J.-F. SÉRÉE

DOCTEUR EN MÉDECINE

EX-CHIRURGIEN EN SECOND DE L'HÔPITAL MILITAIRE DE LA GARDE ROYALE
DE JOACHIM NAPOLÉON, ROI DE NAPLES, ETC.

Non Verbis sed factis.
CHERVIN.

PAU,
IMPRIMERIE ET LITHOGRAPHIE DE É. VIGNANCOUR.

1863.

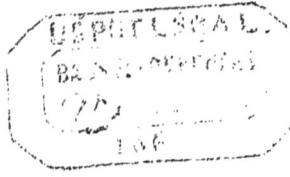

DISSERTATION

SUR L'ÉPIDÉMIE DE Sᵀ-NAZAIRE

ET SUR LA DISCUSSION

DONT ELLE A ÉTÉ L'OBJET

AU SEIN DE L'ACADÉMIE DE MÉDECINE

MOYEN DE PRÉVENIR

L'Infection Miasmatique des Navires

Non Verbis sed factis.
CHERVIN.

Pendant que je travaillais à un appendice pour être joint à mon opuscule sur le choléra, appendice qui a pour objet de réfuter les doctrines de la contagion et de l'importation de cette maladie, et d'exposer en même temps, comment elle se propage et survient dans les contrées où elle règne endémiquement, j'ai lu le savant et grave rapport que M. Melier, inspecteur-général du service de santé, a soumis à l'Académie de médecine, concernant l'épidémie désastreuse qui eut lieu à Saint-Nazaire, en 1861, à la suite de l'infection du navire l'*Anne-Marie*, venant de la Havane.

La discussion qui a eu lieu au sein de l'académie de médecine, concernant ce rapport, vient de se clore. Je regrette de n'être pas arrivé à temps. Néanmoins la grande question de la fièvre jaune y sera nécessairement encore l'occasion de sérieuses discussions, car elle n'a pas avancé : elle est aujourd'hui ce qu'elle était il y a cinquante ans, de tous les temps. Au reste il paraît que M. le Ministre de la marine a nommé une commission pour étudier les divers systèmes qu'on a émis jusqu'ici concernant l'assainissement des navires. Je voudrais que le présent mémoire fût soumis à cette commission avant qu'elle n'eût fait son rapport, convaincu que je suis qu'il résout cette immense question.

Les orateurs qui ont pris la parole à l'occasion du rapport de M. l'Inspecteur Melier, se sont résumés en admettant la contagionabilité et l'importabilité de la fièvre jaune ; c'est-à-dire, que cette maladie se communique de l'homme malade à l'homme sain, et qu'elle s'importe par les hommes sains, les marchandises, etc. ; doctrines fatales, et qui pourraient avoir des suites bien déplorables, si les opinions que certains auteurs professent à cet égard, se répandaient parmi les populations des contrées, des villes où cette maladie apparaît sous la forme épidémique, soit qu'elle eût pour cause une constitution médicale, où que les miasmes qui la produisent eussent été transportés par des navires dans les ports, comme par l'*Anne-Marie* à St-Nazaire. Ainsi que je l'expose quant au choléra, dans mon appendice susmentionné, qui oserait approcher des personnes atteintes de la fièvre jaune, si on était convaincu qu'elles lancent de tous leurs pores des miasmes de nature à produire une maladie sinon mortelle, du moins très-grave ? Très-vraisemblablement cette opinion donnerait à réfléchir même aux plus osés. Il importe donc de couler à fond cette question, dans l'intérêt du commerce et surtout de la société.

Ces doctrines de la contagion et de l'importation sont diamétralement opposées à celle que je professe dans le cours de mon appendice ; aussi je dois parler, quelque répugnance que j'aie et quelque inférieur que je me sente pour réfuter des orateurs d'une aussi haute science. Me taire actuellement serait avouer que je n'ai rien de sérieux à leur opposer, dans cette circonstance solennelle et toute spéciale. Au surplus, il ne saurait se présenter une occasion plus opportune pour faire une application pratique de ma doctrine, alors surtout que les faits et circonstances, consignés dans le savant rapport de M. l'Inspecteur Melier, sont aussi clairs qu'incontestables. Néanmoins j'invoque l'indulgence à cet égard quant à la diction et à la forme de mes observations, alors surtout que je n'écris que pour remplir un devoir envers la science et l'humanité.

Ces célèbres doctrines de la contagion et de l'importation de la fièvre jaune, qui paraissaient avoir accompli leur temps, sont donc encore remises sur le tapis. C'est par une masse de faits, aussi concluants qu'irrécusables, que le célèbre docteur Chervin les avait combattues et réduites à néant. Cependant elles furent alors défendues par des médecins très-éminents ; aussi la controverse à cet égard fut aussi longue qu'animée, même au sein de l'Académie de médecine ; mais encouragé, soutenu par une conviction profonde et toujours armé de faits, l'infatigable docteur Chervin finit par triompher. Et néanmoins on prétend aujourd'hui les réhabiliter par des faits. Ainsi les faits articulés jadis par le célèbre docteur Chervin avaient été mal appréciés ou mal observés, ou bien ceux qu'on aventure aujourd'hui doivent l'être ; car la fièvre jaune était autrefois ce qu'elle est aujourd'hui et ce qu'elle sera à l'avenir.

Les orateurs qui ont pris jusqu'ici la parole voient dans les circonstances désastreuses de l'infection du navire l'*Anne-Marie*, les éléments confirmatifs des doctrines de l'importation et de la contagion de la fièvre jaune ; tandis que j'y vois, au contraire, disons-le tout d'abord, l'infirmation de ces doctrines. Mais avant de passer outre, qu'on me permette une courte digression , afin de dissiper le sentiment de surprise que ma proposition pourrait produire, de prime abord , quant à la doctrine de l'importation ; digression qui, au reste , se rattache au fond de la question.

Il est des personnes qui confondent l'effet avec la cause , en prenant souvent ce qui est au figuré pour le sens propre ; ce qui fait que les discussions les plus claires sont quelquefois confuses pour elles. Les maladies miasmatiques épidémiques ne s'importent pas, mais bien les causes qui les produisent. Il n'y a pas eu importation de la fièvre jaune à St-Nazaire, mais seulement transportation des causes qui l'ont produite.

Il convient aussi de déterminer l'acception à donner au mot *importation*. Jusqu'ici ce mot représentait, en médecine , une doctrine d'après laquelle le choléra , la fièvre jaune , les miasmes , etc., étaient transportés d'un lieu dans un autre , souvent séparés par des intervalles immenses, soit par les personnes malades ou saines , par les vêtements, les marchandises, on soit enfin par l'air. D'après le rapport de M. l'Inspecteur Melier, il est évident, en effet, que le navire l'*Anne-Marie*, a importé de la Havane, dans sa cale, une masse énorme de miasmes , cause de l'épidémie de St-Nazaire. C'est un fait d'ors et déjà acquis à la science. Oui, les miasmes de fièvre jaune , par cela seul qu'ils sont plus pesants que l'air , peuvent s'importer dans les cales des navires

ou dans des réduits analogues, pourvu toutefois que la
température de ces lieux se trouve au-dessous de celle
qui occasionne leur évaporation. D'après quelques passages de ce même rapport, il est aussi avoué, reconnu
que ni les personnes, ni les hardes, ni les marchandises,
ni même l'air, en dehors de la sphère d'infection, ne
peuvent pas importer les miasmes de fièvre jaune. La
célèbre doctrine de l'importation, d'après le sens qu'on
y a attaché jusqu'ici, est donc une véritable chimère,
ainsi que je l'ai exposé et démontré quant au choléra,
dans la première partie de mon mémoire.

La question des doctrines de l'importation et de la
contagion de la fièvre jaune est actuellement placée sur
un terrain circonscrit, dans la partie historique du rapport de M. Melier, où les faits sont patents et appré-
ciables pour tout le monde. Cette partie du rapport
embrasse le séjour du navire l'*Anne-Marie*, à la Havane,
son retour, son arrivée au port de Saint-Nazaire, l'épidémie qui en fut la suite, et enfin tous les faits et
circonstances qui se rattachent ou qu'on croit se rattacher à l'infection de ce navire.

Puisqu'on voit, encore une fois, dans les faits relatés
dans ce rapport la confirmation des doctrines sus-mentionnées, et que, au contraire, j'y vois leur négation,
leur condamnation, nous allons exposer un résumé textuel
de ce rapport, afin de pouvoir comparer nos appréciations
et nos inductions respectives, et aussi afin de mettre
le public médical à même de pouvoir nous apprécier à
son tour en connaissance de cause. Mais, ainsi que le
fait observer M. Melier, raisonnons sans prévention.

Suis-je dominé, est-on dominé par ce sentiment ?

« Du choc des opinions jaillit la vérité. »

HISTORIQUE DES FAITS. Le navire l'*Anne-Marie*, jaugeant
350 tonneaux, était parti en mars pour la Havane,

afin d'y charger du sucre; il y arriva le 12 mai et en repartit un mois après, le 13 juin.

Pendant son séjour dans ce port, une partie de l'équipage, composé de 17 hommes, éprouva quelques dérangements, ce qui, au reste, arrive aux équipages des navires qui y séjournent quelques temps.

En revenant en France, ce navire fut retenu par des calmes, pendant 12 jours, dans le détroit des Florides, où l'équipage fut en butte à un soleil ardent et à une chaleur suffocante, accompagnée d'orages. Néanmoins, personne n'y fut malade; mais peu de jours après avoir dépassé ce détroit, neuf matelots le devinrent successivement, et deux d'entr'eux succombèrent au 5me jour de leur maladie.

Le navire *L'Anne-Marie* entra au port de Saint-Nazaire, le 25 juillet, quarante-deux jours après son départ de la Havane et treize jours depuis son dernier malade. Il fut amarré dans un des coins du bassin le moins fréquenté. Conformément à l'usage, l'équipage quitta le bord et se dispersa dans différentes directions. Il n'y resta que le second pour présider à son déchargement.

Le 27 juillet, le surlendemain de l'arrivée de ce navire, on procéda à son déchargement qui se prolongea jusqu'au 3 août; 17 manœuvres furent employés à cet effet.

M. Melier divise en trois catégories les personnes qui furent atteintes de la fièvre jaune, par suite de l'infection de *L'Anne-Marie*.

La première se compose de celles qui eurent des rapports directs avec ce navire. Elle comprend 18 malades; savoir: le second du navire; 12 manœuvres qui travaillèrent à son déchargement; le tonnelier qui avait été employé dans la cale pour réparer les caisses, et enfin les quatre malades de l'équipage du *Chastang* qui avaient visité la cale du navire, *L'Anne-Marie*.

La seconde catégorie se compose des malades qui furent atteints par les miasmes importés par *L'Anne-Marie*, sans avoir eu des rapports directs avec ce navire. Elle renferme 21 malades, savoir · 19 fournis par les sept navires qui restèrent quelque temps tout près du navire infecté, déduction faite des quatre malades du *Chastang*, portés à la première série; le tailleur de pierre et enfin le cordonnier .

La troisième série se compose des personnes atteintes de la fièvre jaune pour avoir fréquenté les matelots de *L'Anne-Marie*, des manœuvres qui avaient concouru à son déchargement, et pour avoir reçu des objets provenant de ce navire, bien qu'il soit avoué, dans quelques passages du rapport, que ni les hommes, ni les marchandises n'importent pas la fièvre jaune. Dans cette série, il n'y a que deux malades, savoir : la femme Boquiem qui succomba, et la veuve Olivier, qui guérit.

Il reste à rappeler le cas de Montoir, du regrettable M. Chaillon, qui, à lui seul, a ramené la célèbre question de la contagion de la fièvre jaune.

Enfin, le nombre des malades atteints de la fièvre jaune, par le fait d'un seul navire, a été de 40, parmi lesquels 23 morts, ce qui est énorme, indépendamment des 9 matelots qui furent atteints sur mer et dont deux succombèrent. M. l'Inspecteur Melier fait l'observation suivante à cet égard :

« On comprendra, ainsi que je me réserve de le dire
» plus tard, ce que pourraient faire plusieurs navires,
» ce que pourrait faire, à plus forte raison, un convoi
» arrivant dans de pareilles conditions; il pourrait don-
» ner lieu aux plus terribles désastres, et, pour le dire
» par anticipation, ce n'est pas autrement, j'en suis en-
» tièrement convaincu, qu'a eu lieu la grande épidémie
» de Barcelonne, cette épidémie fatale qui a coûté la
» vie à plus de vingt mille personnes. »

J'ajouterai à cet historique le passage suivant du discours que M. le docteur Beau a prononcé à l'Académie de médecine :

» Il y a peu de foyers épidémiques notables autour
» desquels on ne puisse observer de ces trainées conta-
» gieuses, mais de pareils faits sont difficiles à isoler ,
» car s'ils deviennent multiples dans la même localité ,
» on n'ose plus les rattacher à la contagion. En effet ,
» supposons qu'à St-Nazaire, il y eût une grande apti-
» tude dans les habitants, dans l'air, dans la tempéra-
» ture, etc. , à recevoir les miasmes contagieux de la
» fièvre jaune ; que St-Nazaire, en un mot , se fût trouvé
» dans les mêmes conditions d'aptitude à la contagion de
» Lisbonne en 1860, que Cadix , que Barcelone , au com-
» mencement de ce siècle, que fût-il arrivé ? Les mias-
» mes fournis par le foyer de contagion du navire eus-
» sent affecté un plus grand nombre de personnes , et ces
» personnes affectées eussent à leur tour communiqué
» leur mal à un grand nombre d'individus sains. Bref, il
» fût résulté de là une épidémie considérable. Le cas de
» contagion isolé qui a emporté notre confrère Chaillon
» se fût pour ainsi dire perdu au milieu de cas analo-
» gues. Il eût été difficile de l'isoler, et on eût expliqué
» tous ces cas de transmission individuelle non plus par la
» contagion, mais bien par le génie épidémique. Voilà
» donc comment il se fait que les communications de la
» fièvre jaune par individus isolés sont difficiles à obser-
» ver ou à isoler. Quand la localité n'est pas apte à la
» contagion de la fièvre jaune, comme à Brest en 1855 ,
» il n'y a pas de transmission après celle qui provient du
» foyer morbide du navire ; et quand, au contraire, le
» pays est excessivement apte au développement de la
» fièvre jaune, alors les secondes transmissions d'indi-
» vidu à individu se multiplient tellement que , pour les
» expliquer, on s'adresse uniquement à la cause épidé-

» mique et nullement aux miasmes contagieux..... Les
» épidémies de fièvre jaune qui sévissent en Europe exis-
» tent en dehors de la cause américaine , elles sont dues
» à l'importation des miasmes qui résultent de la maladie,
» c'est-à-dire à la contagion. Il est difficile, dès-lors, de
» ne pas considérer ces épidémies d'Europe comme un
» lacis inextricable de transmissions contagieuses qui ont
» toutes pour foyer le vaisseau qui a transporté les malades
» sur le sol européen. »

Si ces doctrines pénétraient dans l'esprit des populations des villes maritimes, elles seraient de nature à les
plonger dans une sorte de crainte chaque fois qu'elles
verraient entrer dans leurs ports des navires venant des
parages où règne la fièvre jaune; aussi je répondrai tout
d'abord et par anticipation : Oui, sans doute, la fièvre
jaune aurait éclaté dans les villes de St-Nazaire et de Brest,
et les aurait ravagées si ces cités s'étaient trouvées absolument dans les mêmes conditions que celles de Barcelone, de Lisbonne et de Malaga lorsque la fièvre jaune y
régnait; tout comme elle aurait aussi éclaté dans toute
autre ville qui se serait trouvée dans ces conditions, qu'il
y eût ou non des vaisseaux pestiférés dans son port. Mais
ces épidémies auraient été exclusivement la conséquence
nécessaire des conditions atmosphériques et locales, et
n'auraient cessé qu'autant que ces conditions se seraient
modifiées.

Enfin, étant admis en fait que le navire l'*Anne-Marie*
fût l'unique cause de l'épidémie de St-Nazaire, l'historique pathologique de ce navire présente neuf questions à
résoudre, savoir :

1.° Où et comment les miasmes de fièvre jaune s'étaient-
ils accumulés en aussi grande quantité dans la cale du
navire l'*Anne-Marie* ?

2.° A quelle cause attribuer la petite épidémie qui eut
lieu peu de jours après le passage du détroit des Flori-

des, tandis qu'avant ni après, il n'y eut pas un seul
malade ?

3.º Pourquoi les miasmes renfermés dans la cale du
navire *l'Anne-Marie* se sont-ils évaporés dans le port de
St-Nazaire, et ont-ils ainsi infecté l'air ambiant de ce
port dans une certaine étendue ?

4.• Des faits et circonstances qui ressortent de l'historique pathologique du navire *l'Anne-Marie*, résulte-t-il,
ou peut-on induire que les miasmes qui produisent la fièvre jaune peuvent être importés par les marchandises ou
par les hommes ?

5.º Une personne atteinte de fièvre jaune peut-elle
communiquer sa maladie aux personnes qui la soignent
et après sa mort ?

6.º Les lazarets sont-ils nécessaires ?

7.• Peut-on déterminer le temps qu'il faut pour admettre, sans danger, en libre pratique un navire soupçonné
d'infection ?

8.º Un nombre plus ou moins grand de navires dont
les cales seraient remplies de miasmes de fièvre jaune,
comme celle du navire *l'Anne-Marie*, qui entreraient
simultanément dans le port d'une grande cité, telle que
Londres, Marseille, Barcelone, Lisbonne, etc., pourraient-ils amener dans ces cités une de ces terribles épidémies, comme celles de Barcelone, de Lisbonne, etc.,
qui décimèrent et terrifièrent leurs populations ?

9.º Quel serait le moyen le plus efficace pour prévenir
l'accumulation des miasmes de fièvre jaune dans les cales
des navires, et pour les éliminer lorsqu'il y en aurait?

1ʳᵉ Question. — L'accumulation des miasmes dans la
cale du navire l'*Anne-Marie* ;

L'air ambiant du port de la Havane devait être plus
ou moins saturé de miasmes de fièvre jaune lorsque
le navire l'*Anne-Marie* y arriva ; car une grande partie

de son équipage fut assez vivement éprouvée, et peut-être ne dut-on qu'aux moyens préventifs qu'on mit tout d'abord en pratique, qu'il n'y eut pas des cas de fièvre jaune, parmi les hommes de son équipage. Au reste les équipages des navires qui séjournent dans ce port, sont ordinairement plus ou moins éprouvés.

Il est sans doute des époques, des saisons où les causes épidémiques, les causes miasmatiques qui produisent la fièvre jaune, s'y développent en plus ou moins grande quantité. Mais le danger des parages où cette maladie règne endémiquement est en raison des miasmes dont l'air ambiant est saturé. L'air et les vapeurs aqueuses, ainsi que je l'ai exposé plus haut, étant le véhicule des miasmes, la température du jour, en général, les fait évaporer ; mais lorsque cette température baisse, ce qui arrive après le coucher du soleil et pendant la nuit, ces miasmes se condensent et se précipitent vers le sol, de sorte qu'alors l'air ambiant est sur-saturé, et partant très-dangereux, ce dont il importe de tenir bon souvenir.

Enfin pendant le mois que le navire l'*Anne-Marie*, resta dans le port de la Havane, il fut plongé dans une sphère plus ou moins saturée de ces miasmes.

Au fur et à mesure qu'on chargeait ce navire, sa cale s'enfonçant dans l'eau, le calorique de l'air ambiant n'avait plus d'action sur ses parois, et par suite sa température intérieure baissait, devenait même froide relativement à la température extérieure. De même qu'une carafe d'eau froide, placée sur la table d'un salon dont la température est plus ou moins élevée, condense, liquéfie même les vapeurs qui touchent ses parois; de même que les vapeurs qui se forment dans les chambres, les salons vont se condenser, se liquéfier sur les vitres des croisées lorsque leur température est fraîche ou froide, relativement à celle de ces appartements; de même aussi les vapeurs miasmatiques du port de la Havane, que la chaleur du jour faisait évaporer, se condensaient, se liquéfiaient et se fixaient même dans la cale du navire l'*Anne-Marie*, en raison de sa température fraiche ou froide relativement à celle de l'air ambiant. Aussi, chaque colonne de vapeurs miasmatiques qui se condensait ou qui se liquéfiait dans la cale, y fesait un vide qui était soudain remplacé par une nouvelle colonne. C'est ainsi que pendant le mois que le navire l'*Anne-Marie* séjourna dans le port de la Havane, il s'établit un courant de vapeurs miasmatiques vers sa cale, de telle sorte qu'elle se gorgea de cette masse énorme de miasmes, cause de l'épidémie de St-Nazaire.

Ainsi l'accumulation des miasmes de fièvre jaune, dans la cale du navire l'*Anne-Marie*, fut la conséquence d'une loi physique ; c'est-à-dire, de sa température basse relativement à celle de l'air ambiant. En élevant la température de la cale de ce navire on aurait donc prévenu l'accumulation de ces miasmes.

2ᵐᵉ Question. — Epidémie au sein de la mer ;

Le chargement opéré, le navire l'*Anne-Marie* prit la mer, gorgé de vapeurs miasmatiques. Des calmes l'arrêtèrent pendant 12 jours dans le détroit des Florides, où il fut exposé pendant ce temps à l'action d'une chaleur ardente et suffocante. La partie du pont correspondante à la cale s'étant échauffée, sa température dut se communiquer aux vapeurs qui lui étaient intérieurement contigues et les dilata conséquemment plus ou moins. De là dégorgement vers le pont d'une partie des miasmes renfermés dans la cale, et qui atteignirent exclusivement les neuf hommes de l'équipage qui se trouvaient sous le tillac, parmi lesquels deux succombèrent. Depuis cette époque, la température étant moins élevée, les miasmes de la cale se maintinrent dans l'état où ils étaient en partant de la Havane jusqu'à St-Nazaire. Ainsi cette petite épidémie eut donc pour cause les miasmes sortis de la cale du navire, par l'effet de l'élévation de sa température intérieure.

3me QUESTION. — Evaporation au port St-Nazaire, des miasmes qui se trouvaient dans la cale du navire l'*Anne-Marie*.

Le navire l'*Anne-Marie*, entra dans le port de St-Nazaire, le 27 juillet 1861. Il fut amarré dans un des coins du bassin le moins fréquenté, au milieu d'autres bâtiments qui y étaient déjà. Son équipage, ainsi qu'il est d'usage, prit alors son essor, excepté le malheureux second du navire, qui resta à bord pour présider à son déchargement. Le surlendemain, 17 manœuvres furent employés pour procéder à cette opération qui dura huit jours, jusqu'au 4 août. Jusqu'alors la cale du navire, enfoncée dans l'eau, se trouvant ainsi à l'abri de l'action du calorique de l'air ambiant, se maintenait dans son état de fraicheur, circonstance qui retenait les miasmes accumulés dans la cale dans leur état de condensation. Mais à partir du moment où le déchargement commença, il en fut tout autrement. La cale du navire remontant sur l'eau au fur et à mesure que le déchargement avançait, le calorique ambiant réchauffait ses flancs et consécutivement élevait sa température intérieure. De là, dilatation, raréfaction des miasmes qu'elle renfermait et par suite leur dégorgement par les écoutilles et enfin l'infection de l'air dans un périmètre plus ou moins circonscrit autour du navire. C'est de cette époque que date le commencement de l'épidémie de St-Nazaire, qui fit son évolution dans une semaine. Néanmoins deux navires, le *Cormoran* et l'*Aréquipa*, eurent des matelots atteints de la fièvre jaune après cette période de temps. D'où l'on doit induire que ces deux navires s'infectèrent pendant leur séjour auprès de l'*Anne-Marie*, et que ses matelots y puisèrent ensuite le germe de leur maladie ; car s'ils avaient été atteints à St-Nazaire, l'affection aurait éclaté plutôt. La période d'incubation ne saurait être admise au delà de 4 à 5 jours, ce qui me paraît même exagéré.

En nous résumant nous disons : Que le calorique ambiant réchauffant la cale du navire l'*Anne-Marie*, les miasmes qu'elle renfermait se raréfiant par ce fait, regorgeaient par les écoutilles et infectaient ainsi l'air dans un périmètre plus ou moins étendu ; infection qui fut la cause des cas de fièvre jaune, dont furent atteintes les personnes qui séjournèrent plus ou moins longtemps dans cet atmosphère pestiféré.

4me QUESTION.—Les marchandises et les hommes sains ou malades peuvent ils importer les miasmes de la fièvre jaune ;

Les marchandises de l'*Anne-Marie* sorties de sa cale, quoique infectées, furent transportées immédiatement à la gare du chemin de fer, sans qu'on eût pris à leur égard aucune précaution ; cependant aucune des personnes employées pour leur transport, ni pour les recevoir à la gare ne fut atteinte de la fièvre jaune.

Les matelots de l'équipage du navire l'*Anne-Marie*, bien que la moitié fût encore en convalescence, se retirèrent dans leurs familles respectives et personne n'y fut atteint de la fièvre jaune.

Les manœuvres qui échappèrent à l'infection rentrèrent chez eux et aucun membre de leurs familles ne fut atteint de l'épidémie.

Le second du navire qui logeait à l'hôtel, fut pris le 2 et mourut le 5. Personne dans cet hôtel, ne fut non plus atteint de la fièvre jaune. Le tonnelier qui fut pris le 3, mourut le 7 chez lui et personne n'y fut atteint de cette maladie. Enfin les quarante-quatre malades qui furent atteints par l'épidémie de St-Nazaire, furent tous soignés en dehors de la sphère d'infection, soit dans des maisons particulières, à l'hôpital, ou bien dans leurs familles, et dans aucune de ces habitations la fièvre jaune n'apparut.

Il est un fait à noter, c'est qu'un d'entr'eux, le tailleur de pierres, fut atteint à 260 mètres du navire, ce qui est extraordinaire.

Je ne parlerai que pour mémoire des femmes Olivier et Jaquien qui forment la 3me série du rapport de M. Melier, et qui auraient été atteintes de la fièvre jaune par intermédiaire. La première pour avoir eu des rapports suspects avec des manœuvres qui avaient concouru au déchargement du navire *L'Anne-Marie*, et la seconde pour avoir reçu des objets provenant de ce navire, et pour avoir fréquenté quelques-uns de ces matelots, mais comme M. Melier n'attache pas à ces deux observations qui présentent du louche, une certaine importance, et que, en outre, il est reconnu, avoué dans plusieurs passages de son rapport, que la fièvre jaune ne s'importe ni par les marchandises, ni par les hommes sains ni malades, je ne discuterai pas ces deux cas.

Ainsi, en nous résumant, nous disons que l'épidémie de Saint-Nazaire n'a présenté aucun fait, aucune circonstance d'où l'on puisse induire que les miasmes de la fièvre jaune peuvent s'importer par les objets, et par les hommes sains ou malades, tandis que, au contraire, ils ont été absolument négatifs.

5me QUESTION. La fièvre jaune est-elle contagieuse ?

On croit, on estime qu'un cas de fièvre jaune a eu lieu par contagion en dehors de la sphère d'infection. Un médecin, un digne confrère de Montoir, M Chaillon, aurait été atteint de cette maladie deux jours après avoir fait deux visites à une de ces quarante-quatre personnes sus-mentionnées.

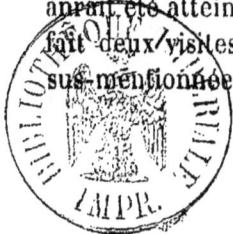

2

Comme l'argumentation qui a eu lieu jusqu'ici, au sein de l'Académie de médecine, s'est concentrée sur ce seul cas pour en induire que la fièvre jaune est contagieuse, il importe d'en rapporter textuellement l'observation, telle qu'elle a été exposée dans le rapport de de M. l'inspecteur Melier, avec les circonstances qui s'y rattachent. Mais il me paraît opportun de la faire précéder de quelques observations.

Ainsi que je l'ai exposé plus haut, chaque maladie a sa nature tout à fait indépendante des temps et des lieux. Lorsqu'une maladie est essentiellement contagieuse, elle l'est aujourd'hui comme elle le sera demain, plus tard, à la Havane comme à Paris et à Londres, et sous quelque forme qu'elle se montre. La variole, ainsi que le dit M. l'Inspecteur Melier, a ses degrés d'intensité. « Elle est con-
» fluente ou bénigne. » Mais j'ajouterai : *Elle est toujours contagieuse.* Telle est, en effet, son essence. Si la fièvre jaune est contagieuse à Saint-Nazaire, en France, elle doit l'être à *fortiori* à la Havane, dans les parages où cette maladie règne endémiquement, et où se trouvent particulièrement amoncelées les causes prédisposantes.

Je ne vois rien, absolument rien qui puisse motiver une exception quelconque à cette loi. Cependant, il est des auteurs qui placent notre chère France dans cette fâcheuse position exceptionnelle, ce qui me paraît plus qu'étrange. Pour admettre une pareille doctrine, il faut des faits évidents, patents, péremptoires, enfin incontestables, alors surtout qu'il s'agit de prendre la nature en défaut, de renverser une loi, et de mettre notre France en suspicion, à l'index, concernant la contagionalité de la fièvre jaune.

S'il est des personnes qui aient été atteintes de la fièvre jaune après avoir eu des rapports avec celles qui l'étaient déjà, sans qu'elles aient séjourné dans la sphère d'infection épidémique, il faut nécessairement rapporter ces cas à la contagion, ou bien il faut les classer parmi les cas de fièvre jaune sporadique ; car il est reconnu, avéré que cette maladie se présente quelquefois sous cette forme.

Mais voici l'observation textuelle, concernant la funeste maladie du regrettable docteur Chaillon, où l'on puise les éléments de cette nouvelle doctrine exceptionnelle :

« Praticien jeune encore, quarante-un ans, très-ré-
» pandu, très-actif, jouissant, quoique nerveux et im-
» pressionnable, d'une bonne santé habituelle, M Chaillon
» avait été appelé, le 5 et le 6 août, à donner des soins
» d'abord à deux ouvriers qui avaient travaillé au déchar-
» gement de l'*Anne-Marie*, les nommés Briant père et
» Briant fils, demeurant ensemble à la Croix de Méan,
» village situé à une petite distance de Montoir, puis à
» un troisième malade dans le village de Joue, situé un
» peu plus loin, le nommé Ricordel. Aux deux premiers,
» qui ont guéri, M. Chaillon avait fait cinq ou six vi-
» sites. Au dernier, qui est mort le troisième jour, deux
» visites seulement. Il avait été ensuite deux jours sans
» voir d'autres malades. Le 10, il est appelé au village
» de Prignac pour un quatrième malade, le nommé Poi-
» rier. Il le voit une seconde fois le lendemain 11. On
» note que ce malade, fortement atteint, qui a succombé
» le 15, et que l'on voit en effet figurer au tableau des
» décès, éprouvait, entre autres symptômes, de vives
» douleurs aux reins et dans les membres, et des espèces
» de crampes, comme il n'est pas très-rare d'en rencon-
» trer dans la fièvre jaune. Bien que très-impressionné
» par la mort du précédent malade, M. Chaillon, dont le
» caractère chaleureux était de ne rien faire à demi,
» resta très-longtemps auprès de ce nouveau malade,
» et, entre autres soins, se mit à lui faire des frictions
» sur tout le corps, pendant trois quarts d'heure. Après

» cette visite du 11, d'autres médecins ayant été chargés
» de soigner ce malade M. Chaillon n'eût plus à le voir ;
» en sorte, qu'en définitive, il ne lui a fait que deux
» visites, la première le 10, la seconde 11.

» Le 12, il était encore bien portant.

» Le 13, c'est-à-dire deux jours après la dernière et
» longue visite dont il vient d'être parlé, il est pris tout à
» coup, au milieu de ses courses ordinaires à la cam-
» pagne, d'un malaise général et d'une céphalalgie tel-
» lement intense, qu'il est obligé de s'arrêter et de se
» coucher au bord d'un fossé. Remis dans sa voiture par
» des passants qui le reconnaissent, il rentre péniblement,
» chez lui, après, toutefois, avoir eu le courage de voir
» un malade sur son chemin.

» Au mal de tête qui persiste se joignent, le soir,
» des vomissements ; la nuit est agitée et sans sommeil

» Le lendemain 14, le malade paraît mieux ; il essaye
» de se lever, il s'efforce même jusqu'à voir un malade.
» Une bouteille de limonade Rogé produit des évacua-
» tions nombreuses, une sorte de superpurgation, et
» par suite beaucoup de faiblesse. A quatre heures, il
» appelle un confrère, son voisin, le docteur Legoff,
» exerçant comme lui à Montoir, et il se fait pratiquer
» une saignée. On lui donne dans la nuit 1 gramme
» 50 centigrammes de sulfate de quinine.

» Le jeudi 15, il n'y a aucune amélioration ; le mal de
» tête continue. On note que les yeux présentent une
» teinte jaune.

» Un médecin de Savenay, M. le docteur Mérot, parent
» du malade, est appelé à son tour. Dès cette première
» visite, ainsi qu'il l'a déclaré depuis, il ne doute pas du
» caractère de la maladie.

» Le vendredi 16, ce caractère se prononce davantage.
» *Les yeux présentent une teinte jaune très-marquée ;*
» il survient, la nuit, des *vomissements noirâtres*, vio-

» *lacés, d'un goût détestable.* Comme le malade avait
» pris un peu de vin, on peut croire un instant que
» c'était ce vin vomi qui colorait ainsi les matières
» rendues ; mais, en y regardant de plus près, on vit
» que la couleur en était plus noire, et qu'enfin tout
» portait à croire que c'était du sang.

» Le samedi 17, l'état du malade s'est beaucoup
» aggravé ; la faiblesse est extrême ; il y a une sorte de
» délire, ou du moins la connaissance est très-impar-
» faite ; *les yeux sont de plus en plus jaunes, et cette*
» *teinte commence à se produire aux tempes. Des échy-*
» *moses* qui, dès la veille, avaient paru au front, sont
» devenues plus prononcées. En peu d'heures elles s'é-
» tendent jusqu'aux genoux, à la face dorsale des pieds
» et aux mains. *On observe une teinte légèrement jaune*
» *de tous les téguments.* Quelques convulsions déjà
» remarquées à la joue droite deviennent plus fréquentes.

» La mort a lieu à onze heures, après *quatre jours*
» *de maladie,* c'est-à-dire dans un délai sensiblement le
» même que celui de la plupart de nos autres malades.

» Une heure après la mort on constatait que la face
» avait uniformement la teinte de citron.

» Quelques heures plus tard, au moment de l'envelis-
» sement, le corps était entièrement noir.

» Pour n'omettre aucune des particularités d'un fait
» que l'Académie regardera sans doute, avec moi, comme
» étant d'une importance extrême dans la question, je
» crois devoir ajouter ici certaines circonstances qui
» m'ont été signalées et qui peuvent, en effet, n'avoir
» pas été sans influence.

» On note en premier lieu que M. Chaillon, bien que
» jouissant en somme d'une bonne santé, était comme
» je l'ai dit, éminemment nerveux et impressionnable ;
» qu'il était sujet à des accidents névralgiques qui le
» tourmentaient beaucoup ; que récemment il en avait

» eu un accès violent à la face ; qu'il avait été obligé
» de se faire arracher une dent ; que dans différentes
» épidémies qui ont régné dans le pays, tout en payant
» de sa personne avec zèle, avec entraînement même,
» il les redoutait singulièrement, et que, aptitude par-
» ticulière ou hasard, ayant eu à traiter une épidémie
» de dyssenterie et une de pneumonie, il avait été atteint
» de l'une et de l'autre, de la première notamment, et
» à un degré prononcé.

» On raconte en second lieu qu'à la nouvelle des ac-
» cidents de Saint-Nazaire, quand M. Chaillon vit comme
» les médecins des environs, qu'il pourrait se faire qu'il
» eut à traiter des cas de fièvre jaune, il lui serait arrivé
» de dire que probablement il n'échapperait pas plus à
» cette épidémie qu'il n'avait échappé à la dyssenterie
» et à la fluxion de poitrine. On peut établir par là qu'il
» était sous l'influence d'une préoccupation manifeste et
» toute particulière.

» Dernière particularité : M. Chaillon avait la vue très-
» basse et était obligé, pour regarder les objets, de
» s'en rapprocher beaucoup. Il aura dû, pour les frictions
» qu'il aura jugé à propos de faire à son malade, se
» pencher sur lui de façon à le toucher, pour ainsi dire,
» de son visage, et cela pendant un temps très-long.

» Ce qui est bien positif et dont je me suis formelle-
» ment assuré, c'est que M. Chaillon n'était pas allé à
» Saint-Nazaire, qu'il n'avait eu par conséquent aucun
» rapport même éloigné, avec l'*Anne-Marie* ou tout
» autre navire. Il est certain également qu'il n'avait fait
» d'absences que pour ses courses journalières dans les
» campagnes environnantes, où s'étendait sa clientelle.

» Tout en nous réservant de revenir sur les circons-
» tances de ce fait capital et de les apprécier, nous
» dirons par anticipation, qu'il serait bien difficile de n'y

» pas voir un exemple de transmission de la fièvre jaune
» de l'homme à l'homme. »

Ainsi qu'on le voit d'après le rapport officiel de M. l'Inspecteur Melier, M. Chaillon était éminemment nerveux,
outre qu'il était sujet à de fréquentes névralgies et qu'il
redoutait singulièrement les épidémies. Chose étrange !
Ayant eu à traiter une épidémie de dyssenterie et une
de pneumonie, il avait été atteint de l'une et de l'autre.
A la nouvelle des accidents de Saint-Nazaire, prévoyant
qu'il aurait à traiter des cas de fièvre jaune, il avait
annoncé d'avance que probablement il *n'échapperait* pas
plus à cette épidémie qu'il n'avait *échappé* à la dyssenterie et à la fluxion de poitrine.

Obsédé, poursuivi par cette idée qu'il allait être atteint
d'une maladie sinon mortelle du moins très-grave, ses
centres nerveux devaient se trouver dans un état per-
manent d'exaltation ainsi que son organisme. Ses fonc-
tions organiques, mal présidées, devaient être conséquemment aussi plus ou moins altérées. Enfin il y avait
chez M. Chaillon une grande prédisposition maladive,
particulièrement pour les affections des centres nerveux.
Un souffle, une cause légère, la fatigue, mais surtout
la température élevée de l'été devaient faire monter subitement cet état maladif à une affection grave du cerveau.
Néanmoins quoique préoccupé de son sinistre pressenti-
ment, il ne prenait aucune précaution pour prévenir la
maladie qu'il redoutait. Dominé par le devoir de son
état, il ne discontinua pas ses visites journalières, même
auprès des personnes atteintes de la fièvre jaune ; sentiment qui honore sa mémoire.

Le 13 août, au milieu de ses courses à la campagne,
M. Chaillon fut subitement pris d'une céphalalgie tellement intense qu'il fut obligé de descendre de sa voiture
et de se coucher sur le bord d'un fossé. A cette cé-

phalalgie se joignirent le soir des vomissements ; la nuit fut agitée et sans sommeil.

Dès-lors la maladie fut caractérisée : il s'agissait d'une affection profonde du cerveau, compliquée d'une altération plus ou moins grave du système digestif, du moins telle est mon opinion.

Le lendemain 14, il paraissait mieux ; il se leva et vit un malade. Néanmoins, il prit une bouteille de limonade Rogé qui produisit des évacuations nombreuses, une sorte de superpurgation et par suite une grande faiblesse. Il dut alors sentir son état s'aggraver. Il appelle un confrère ; on lui pratique une saignée, et pendant la nuit on lui donne 1 gramme 50 centigrammes de sulfate de quinine.

Le jeudi 15, il n'y a pas d'amélioration. Ses yeux présentent une teinte jaune. Le 16, les vomissements reparaissent. Le 17, il meurt à 11 heures du matin.

L'effet extraordinaire produit par la limonade Rogé fait supposer que tout l'appareil digestif devait être dans un état de sur-excitation. Ce purgatif fut donc très-malencontreusement administré, et peut-être décida-t-il du sort ultérieur de M. Chaillon. L'espèce de collapsus qui en fut la suite, fait supposer que la puissance nerveuse s'affaissa subitement, et par suite l'organisme et la tonicité s'affaissèrent aussi, pour ne plus se relever. De là relâchement des fibres, des ecchymoses, etc.

Cette maladie présente, en effet, de très-grands rapports, une très-grande analogie avec la fièvre jaune ; mais pour moi c'est principalement une affection cérébrale, une affection des grands centres nerveux, vu le tempéramment, les précédents du docteur Chaillon, et vu surtout aussi la grande prédisposition où il se trouvait pour ces affections, lorsqu'il fut subitement atteint, au milieu de ses courses journalières, de l'atroce céphalalgie par laquelle sa maladie débuta.

Les signes ictériques qu'elle a présentés pendant son cours, sont, sans doute, très-significatifs; mais ce phénomène, outre qu'il manque souvent dans la fièvre jaune, s'observe parfois aussi dans la gastro-entérite, affection qui compliquait la maladie du digne M Chaillon Au surplus, l'ictère a quelquefois aussi pour cause un trouble nerveux produit par une profonde affection morale. Au reste, fût-elle un cas de fièvre jaune, elle serait sans autorité, quant à la solution de la question de la contagion, si elle n'était pas appuyée par d'autres cas; car alors on devrait la considérer comme un cas de fièvre jaune sporadique, vu surtout les conditions exceptionnelles dans lesquelles M. Chaillon se trouvait lorsqu'il fut atteint de cette maladie.

Mais dans l'épidémie de Saint-Nazaire n'y aurait-il pas eu quelque cas de fièvre jaune par contagion; c'est-à-dire que la maladie eût été transmise de l'homme malade à l'homme sain? Voyons; poursuivons nos investigations.

Parmi les nombreuses personnes qui prodiguèrent leurs soins à M. Chaillon, y en eut-il qui furent atteintes de la fièvre jaune? Aucune. Parmi les médecins qui traitèrent les quarante-quatre personnes affectées de la fièvre jaune, y en eut-il qui furent atteints de cette maladie? Pas un.

Les quarante-quatre malades atteints de la fièvre jaune, furent traités, excepté ceux du navire l'*Arequipa*, dans leurs familles ou dans des maisons particulières, soit dans la ville de Saint-Nazaire ou bien dans des villages plus ou moins éloignés, où ils furent soignés par plusieurs personnes qui les touchèrent, qui firent leurs lits et qui respirèrent le même air, pendant le cours de la maladie de chacun d'eux, outre qu'ils furent souvent visités par d'autres personnes. En évaluant le nombre de ces personnes de quatre à cinq pour chaque malade, le total s'élèverait à plus de 200 ; nombre qui n'est pas exagéré.

Combien y en eût-il d'atteintes de la fièvre jaune ? Aucune, pas une seule !.... Il importe de tenir note de ce grand fait ; car il ne saurait être plus concluant ni plus décisif contre la doctrine de la contagion.

Enfin, en supposant, encore une fois, que M. Chaillon eut été réellement atteint de la fièvre jaune, ainsi qu'il l'avait prédit, n'aurait-on pas dû classer cette affection parmi les maladies sporadiques ? Est-il rationnel d'échafauder, sur un cas si douteux, une nouvelle doctrine de contagion de la fièvre jaune d'une aussi grande importance, doctrine qui intéresse à la fois la science, le commerce, l'humanité et notre chère France en particulier, alors surtout que les deux à trois cents personnes qui soignèrent les malades atteints de la fièvre jaune déposent péremptoirement le contraire ? C'est renverser les règles de la logique, c'est substituer une exception infiniment douteuse à une règle générale, pour établir une doctrine aussi fatale qu'erronnée ; doctrine qu'on n'a pas raisonnée, car elle est sans fondement : je ne vois rien, absolument rien pour la motiver.

De plus, dans les parages, les localités où la fièvre jaune règne endémiquement, cette maladie est toujours circonscrite dans un périmètre déterminé, ce qui ne serait pas si elle était contagieuse. Aussi en dehors de ce périmètre, dans les contrées limitrophes, la fièvre jaune n'apparaît pas. Il y a donc, une différence essentielle entre ces localités quoiqu'elles se touchent : chacune a son climat sous le rapport pathologique. Ainsi, lorsqu'une épidémie de fièvre jaune survient dans une autre contrée, il faut donc que cette contrée se trouve accidentellement dans les mêmes conditions climatériques que celle où cette maladie règne endémiquement ; car deux faits, deux résultats absolument identiques supposent une même cause : la fièvre jaune endemique est en tout semblable à la fièvre jaune épidémique.

En remontant des effets aux causes, il est évident que les localités où la fièvre jaune règne renferment donc exclusivement les miasmes qui produisent cette maladie, ainsi que les principes, les éléments, enfin toutes les conditions nécessaires pour produire ces miasmes, cause de cette terrible maladie. Quelque occulte, quelque invisibles que soient les causes premières de ces miasmes ils n'en existent pas moins. En présence de leurs effets évidents, matériels, on ne saurait contester leur existence. Au reste, en général, les causes premières nous sont inconnues. Exigerait-on qu'il en fut autrement en médecine ? Ce serait pousser le scepticisme au-delà des bornes de la raison humaine.

Quant à la formation de ces miasmes le mode nous est également inconnu. L'air est, sans doute, le laboratoire où cette opération chimique ou physique s'effectue; mais jamais, non jamais l'économie humaine, sous quelque condition maladive qu'elle puisse se trouver, ne saurait être le siège de cette opération ni produire de ces miasmes. Les miasmes de fièvre jaune sont un produit climatérique et chimique : ils se forment exclusivement sous certaines conditions atmosphériques et locales toutes spéciales. Au surplus si les sécrétions et les exhalaisons des personnes atteintes de la fièvre jaune étaient de nature à produire cette maladie, ainsi qu'on le prétend, ces personnes, auraient-elles mille vies, qu'elles seraient soudainement étouffées par ces miasmes pernicieux qui les envelopperaient, ainsi que celles qui les approcheraient. Il n'y aurait plus alors de raison, la maladie se propageant de proche en proche, pour que l'espèce humaine ne disparût entièrement du globe.

OBSERVATION. — Des voyageurs qui contractent la fièvre

jaune à Vera-Cruz, arrivent souvent à Cordova, à Orizaba
et à Jalapa où ils séjournent pendant le cours de leur
maladie. Mais jamais cette maladie ne se propage dans
ces villes, ni jamais non plus les personnes qui soignent
des malades atteints de la fièvre jaune, ne la contractent, même à Vera-Cruz, où cette maladie est endémique. Au reste la fièvre jaune n'est pas contagieuse,
ni ne passe même pas pour l'être dans les parages où
elle est endémique, Je tiens ces renseignements de M.
Trusson, homme de haute capacité, et grand observa-
teur, qui a habité longtemps le Mexique et d'autres
contrées où la fièvre jaune est endémique.

M. Pommarès de Caplong, négociant intelligent, qui
a habité à Vera-Cruz et dans d'autres parages analogues,
sous le rapport pathologique, m'a confirmé tous ces renseignements. Entr'autres observations qu'il m'a rapportées,
les unes plus concluantes que les autres contre sa doctrine de la fièvre jaune; en voici une qui lui est per-
sonnelle :

Un de ses compatriotes et ami ayant été atteint de
la fièvre jaune, il se tint au chevet de son lit jusqu'à
sa mort qui eut lieu au huitième jour. Pendant le cours
de sa maladie, le malade serrant son cou, à diverses
reprises, avec son bras, rapprochait sa tête de la sienne,
de telle sorte qu'il respirait son haleine qui était très-
fétide, et néanmoins il n'en fut pas incommodé.

Autre observation. — Le *Parana*, navire à vapeur
anglais, ayant 400 passagers venant de........ s'arrêta
à St-Thomas. Il en repartit le 16 mai 1857, et arriva
à Southampton le 1er juin suivant. Dans sa traversée une
partie de son équipage qui avait touché terre à Saint-
Thomas, fut atteinte de la fièvre jaune. 15 ou 18 personnes succombèrent; le chef cuisinier, homme fort, fut
du nombre, Les personnes atteintes de la fièvre jaune

furent soignées à bord de ce bâtiment et néanmoins aucun des nombreux passagers ne fut atteint de cette maladie. L'épidémie n'atteignit, ainsi que je le dis plus haut, que les personnes de l'équipage qui touchèrent terre à Saint-Thomas où elles puisèrent le germe de leur maladie. Si la fièvre jaune était réellement contagieuse, que de victimes n'aurait-elle pas faites dans cette circonstance. Je tiens ces renseignements de M. et de Mme Broquès d'Oloron, qui étaient au nombre des voyageurs.

Mais les miasmes de fièvre jaune, importée en France, acquièrent-ils de nouvelles propriétés nocives, ou bien notre sol favorise-t-il le développement de cette maladie, ainsi qu'on le prétend ? Pour ajouter foi à ces assertions, encore un coup, il me faut des faits incontestables et nombreux. Or, je n'en vois aucun, absolument aucun.

Ainsi, en nous résumant, nous concluons que l'épidémie de Saint-Nazaire, au lieu de présenter des élémens confirmatifs, comme on le prétend, concernant la doctrine de la contagion, sont, au contraire, absolument négatifs; que cette épidémie n'a présenté aucun fait, aucune circonstance d'où l'on puisse rationnellement induire que la fièvre jaune est exceptionnellement contagieuse en France.

6me QUESTION. — *Lazarets.* — Sont-ils nécessaires?

Puisque la fièvre jaune ne s'importe ni par les marchandises ni par les hommes; puisque cette maladie n'est pas non plus contagieuse; c'est-à-dire que l'homme atteint de la fièvre jaune ne communique pas sa maladie à l'homme sain, conclusions qu'on doit forcément déduire de la solution des deux précédentes questions, les Lazarets n'ont point leur raison d'être; ils sont absolument sans objet, du moins quant aux personnes saines ou malades et quant aux marchandises en général. Au reste, M. l'inspecteur-général Melier le reconnaît dans son rapport.

Pourquoi donc soumettre alors à des épreuves sanitaires les équipages des navires? C'est mettre de nouveau en question un fait acquis, avéré. — Toutefois les balles de coton ou de laine, lorsqu'elles sont humides, pourraient, dans certaines circonstances et selon la provenance, former une exception à cette règle générale; mais il faudrait alors supposer que des vapeurs miasmatiques liquifiées les ont pénétrées.

7ᵐᵉ QUESTION. — Pour admettre les navires en libre pratique.

Il est de fait que les cales des navires peuvent se gorger de miasmes qui produisent la fièvre jaune, lorsqu'ils séjournent dans les ports où cette maladie règne, et que ces miasmes peuvent être ensuite transportés dans des ports plus ou moins lointains; fait qui a été mis hors de contestation par le navire l'*Anne-Marie*. Mais comme ces miasmes ne sont attirés dans les cales des navires ou dans d'autres réduits qu'autant que leur température se trouve au-dessous de celle qui occasionne leur évaporation, ces miasmes y séjourneraient tant que les conditions de leur température ne changeraient pas.

Ainsi lorsqu'un navire suspect entre dans un port, il ne saurait être, sans danger, admis en libre pratique qu'après l'avoir préalablement soumis à des épreuves physiques ou chimiques ayant pour effet d'éliminer ou de neutraliser les miasmes qu'il renferme.

8ᵐᵉ QUESTION. — Un certain nombre de navires infectés comme l'*Anne-Marie*, qui entreraient dans le port d'une grande ville telle que Londres, Naples, Marseille, etc., pourraient-ils amener dans ces villes une de ces terribles épidémies comme celles de Barcelone, de Lisbonne etc., etc.? non; évidemment non.

Les causes épidémiques, ainsi que je l'ai exposé plus haut, se développent en général, sous l'empire de certaines conditions climatériques ; conditions qui sont tantôt inhérentes aux localités où elles règnent, et tantôt elles n'y sont que passagères, accidentelles. La fièvre jaune est endémique à la Havane, ainsi que dans nombre de parages des Antilles, et où conséquemment se dégagent sans cesse les miasmes qui la produisent.

Les miasmes de l'épidémie de St-Nazaire étaient exotiques : leur foyer était à la Havane d'où ils furent transportés au port de St-Nazaire dans la cale du navire, l'*Anne-Marie*. Aussi au fur et à mesure que ces miasmes s'évaporaient, sortaient de ce receptacle, leur masse diminuait ; de sorte qu'au bout de quatre, cinq ou six jours il n'en restait plus assez pour entretenir autour ou près du navire une sphère d'infection épidémique.

Mais les miasmes, cause des épidémies de Barcelone, de Lisbonne, etc., dont on a parlé au sein de l'Académie de médecine, étaient indigènes : Leurs foyers étaient répandus dans certains quartiers de ces villes, dont l'état pathologique se trouvait accidentellement alors semblable à celui de la Havane, de la Vera-Cruz, etc. Aussi à mesure que ces miasmes s'évaporaient, ils étaient continuellement remplacés par d'autres qui se dégageaient des divers points de ces quartiers ; de sorte que la sphère d'infection se prolongea ainsi pendant toute la durée de la constitution médicale.

Le terme de l'épidémie de Saint-Nazaire était donc absolument subordonné à l'épuisement, ou à la neutralisation des miasmes renfermés dans la cale de l'*Anne-Marie*, et dans celles des autres navires infectés qui se trouvaient alors dans ce port ; aussi ce terme fut de courte durée, de quatre, cinq ou six jours.

Mais celui des épidémies de Barcelone et de Lisbonne, était subordonné aux changemens des conditions atmosphériques et locales de ces cités, dont ces épidémies étaient une conséquence nécessaire; aussi ce terme fut long, de cinq ou six mois.

La sphère d'action de l'épidémie de Saint-Nazaire était toujours circonscrite dans le port de cette ville, près de l'*Anne-Marie* et des autres navires infectés qui se trouvaient alors dans ce port. Le nombre des bâtiments infectés aurait-il été dix fois plus grand, que cette sphère d'infection ne se serait pas prolongée au-delà en étendue, ni en durée : elle se serait toujours renfermée autour de chacun d'eux ; aussi il n'y eut que les personnes qui entrèrent dans la cale de l'*Anne-Marie* ou qui s'en approchèrent qui furent atteintes de la fièvre jaune, excepté le tailleur de pierres qui le fut à 260 mètres ; ce qui fait supposer que la masse des miasmes renfermés dans la cale de ce navire devait être énorme, et qu'une colonne de ces miasmes, encore assez condensée, dut être poussée, par un vent léger, vers le lieu où il travaillait. Néanmoins il me paraît extraordinaire qu'à cette distance la colonne miasmatique eut conservé assez de densité pour frapper mortellement cet homme. Aussi je me demande, qu'on me permette de le dire, puisque cette pensée me préoccupe : Ce pauvre tailleur de pierre ne se serait-il pas approché de quelque navire infecté ?..... Il mourut un des premiers et rapidement. L'aura-t-on suffisamment interrogé à cet égard ne prévoyant pas alors la portée de ces renseignements ? Quoiqu'il en soit, ce fait est d'une grande portée, et partant digne d'être noté, bien qu'il soit isolé.

Mais dans les épidémies de Barcelone, de Lisbonne, etc., la sphère d'action épidémique n'était pas circonscrite dans les ports de ces villes, autour des navires qu'ils renfermaient. Comme les foyers miasmatiques étaient répandus dans ces villes, elle les envahit ; aussi leurs populations furent plus ou moins soumises à son action.

On aurait pu raccourcir, anéantir ou prévenir l'épidé-

mie de Saint-Nazaire par l'emploi de certains moyens
physiques ou chimiques, parce que les miasmes, cause
de cette épidémie, étaient ramassés, entassés dans un
lieu où ces moyens pouvaient les atteindre.

Mais il n'était pas dans la puissance humaine d'em-
pêcher ou d'arrêter les épidémies de Barcelone et de
Lisbonne ; épidémies qui étaient la conséquence nécessaire de la constitution médicale sous l'empire de laquelle
se trouvaient alors accidentellement ces villes. Les moyens
physiques et chimiques étaient donc sans action sur les
causes intimes de ces épidémies. Néanmoins, en amélio-
rant sur une large échelle, les conditions locales de ces
cités, par l'assainissement de certains quartiers, l'élar-
gissement des rues étroites et humides, on pourrait prévenir le retour de ces grandes calamités ; tout comme
en desséchant certains marécages on ferait disparaître
pour toujours, les fièvres intermitentes qui y règnent
endémiquement.

En nous résumant nous disons : Les épidémies de Barcelone et de Lisbonne tenaient à des causes générales, à
une constitution médicale, sous l'empire de laquelle se
trouvaient soumises alors ces villes ; aussi les foyers d'infection étaient en permanence dans les quartiers malsains
de ces cités, et ne cessèrent de fonctionner que lorsque la
constitution médicale disparut. (L'épidémie de Barcelone
dura 5 mois).

Les causes de l'épidémie de St-Nazaire étaient, au contraire, exotiques, et renfermées principalement dans la
la cale de *l'Anne-Marie*, car les autres bâtiments infectés
qui se trouvaient au port de St-Nazaire en même temps
que *l'Anne-Marie*, ne fournirent que quatre cas de fièvre
jaune. La sphère d'action épidémique était circonscrite
autour des navires infectés, et le nombre des navires infectés aurait été double, triple que la sphère d'infection
se serait toujours maintenu dans la même proportion au-

3

tour ou près des navires ; aussi il n'y eut d'autres personnes atteintes de l'épidémie que celles qui fréquentèrent les navires infectés ou qui s'en approchèrent,

Ainsi les grandes villes comme les petites n'ont rien à redouter de l'entrée dans leurs ports d'un nombre plus ou moins grand de navires infectés : ils ne pourraient , au pis aller, entraîner d'autres conséquences que celles du navire *l'Anne-Marie* : ils ne seraient dangereux que pour les personnes qui les fréquenteraient ou qui s'en approcheraient. Il serait d'un intérêt réellement social et commercial que cette opinion se popularisât, alors surtout qu'elle est fondée sur des faits évidents ou qu'elle en est la conséquence rigoureuse, afin de prévenir des mouvements populaires qui pourraient compromettre le commerce et la sûreté publique.

9.ᵉ Question. — Prévenir l'accumulation des miasmes dans les navires , et les en chasser lorsqu'il y en a.

Cette question est, sans doute, d'une immense portée , et cependant sa solution me paraît aussi courte que simple. Il s'agit de l'application d'un principe de physique.

Les miasmes qui produisent la fièvre jaune étant beaucoup plus pesants que l'air, il faut que la température soit assez élevée pour les faire évaporer et pour les maintenir ensuite en suspension dans l'atmosphère ; aussi dès que cette température baisse , ces miasmes se précipitent aussitôt vers la terre, sous forme de serein ou de rosée ; alternative qui se réalise , en général , le jour et la nuit dans les parages où la fièvre jaune règne. Ainsi les lieux frais ou froids relativement à la température nécessaire pour amener l'évaporation de ces miasmes, comme les cales des navires, lorsqu'elles sont enfoncées dans l'eau, ainsi que tous les lieux frais, ont donc la propriété de condenser , liquéfier les vapeurs miasmatiques , et c'est exclusivement en vertu de cette loi que la cale de *l'Anne-*

Marie se gorgea de miasmes de fièvre jaune, pendant le mois que ce navire séjourna au port de la Havane, ainsi que je l'ai exposé dans la solution de la première question.

Or, puisque la cale du navire l'*Anne-Marie* se gorgea de miasmes de fièvre jaune, exclusivement en raison de sa froideur, de sa température basse, on aurait donc prévenu son engorgement miasmatique en élevant sa température. Ainsi, non-seulement on empêchera infailliblement les miasmes de fièvre jaune de pénétrer dans la cale des navires ou dans tout autre lieu, mais encore on les en éliminera, s'il y en a, en élevant la température de ces lieux au niveau de celle qui est nécessaire pour amener leur évaporation. Je ne vois pas d'objection qu'on puisse opposer à cette conséquence. Il me paraît absolument impossible que dans un lieu sec il puisse se former des miasmes quelconques ou qu'il puisse y en avoir.

Il s'agit donc actuellement d'indiquer les moyens d'élever la température des cales ainsi que celle des autres lieux enfoncés des navires où l'air est toujours stagnant, et d'en faire l'application pratique. Ce moyen est encore aussi simple que péremptoire : c'est d'établir dans chaque navire un calorifère dont les tuyaux soient disposés de manière à pouvoir élever à volonté la température de ces lieux ; ce qui me paraît d'une exécution facile.

Enfin, en terminant ce travail je conclus en proposant de mettre en pratique les mesures suivantes qui me paraissent infaillibles pour prévenir l'infection miasmatique des navires :

Lorsqu'un navire séjourne dans les ports, les parages où la fièvre jaune est endémique ou épidémique, il convient de fermer les écoutilles pendant la nuit et de faire fonctionner le calorifère une ou deux fois par semaine, afin d'éliminer les miasmes qui ont pu s'introduire pendant le jour, dans les parties profondes et cachées du navire. Il importe aussi, pendant le cours d'une longue navigation, de faire fonctionner le calorifère une ou deux fois par semaine, afin de prévenir l'altération de l'air qui croupit dans les réduits profonds des navires.

Enfin, l'immense question proposée par M. le Ministre de la Marine, qui est à l'ordre du jour depuis des siècles, *l'assainissement des navires*, est radicalement résolue par la 1re et 9e Question de ce mémoire.

Mon travail est sans doute très-incomplet et hâché; néanmoins il résume toute ma pensée quant au fond.

TABLE DES MATIÈRES.

—••oo◯⋛⋐○oo•—

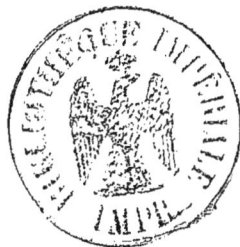

PAU, IMPRIMERIE DE É. VIGNANCOUR.

327

www.ingramcontent.com/pod-product-compliance
Lightning Source LLC
Chambersburg PA
CBHW071441200326
41520CB00014B/3776